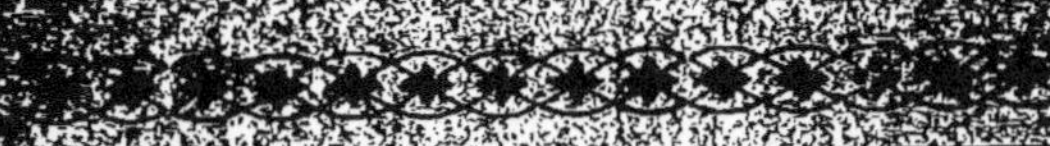

PUBLICATIONS DE LA SOCIÉTÉ FRANÇAISE D'HYGIÈNE

# ÉTUDE

### SUR

# LES CAFÉS

## AMÉLIORATION DE LA QUALITÉ DES CAFÉS
### DE CONSOMMATION COURANTE

Communication faite à la Société française d'Hygiène,
dans la séance du 9 novembre 1888

PAR

## MM. L. BRILLIÉ ET E. DUPRÉ

INGÉNIEURS AGRONOMES
CHEFS DU LABORATOIRE D'ANALYSES

PARIS

AU BUREAU DE LA SOCIÉTÉ
30, RUE DU DRAGON, 30

1889

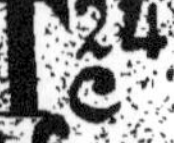
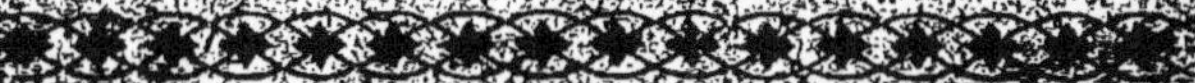

---

*Organe de la Société :*

# JOURNAL D'HYGIÈNE

## CLIMATOLOGIE

EAUX MINÉRALES, STATIONS HIVERNALES ET MARITIMES, ÉPIDÉMIOLOGIE

### Bulletin des Conseils d'Hygiène et de Salubrité

PUBLIÉ PAR

### Le Dr PROSPER DE PIETRA SANTA

---

**Le Journal paraît tous les Jeudis.**

**20 francs par an.**                    **30, rue du Dragon.**

PARIS

# ÉTUDE

SUR

# LES CAFÉS

## AMÉLIORATION DE LA QUALITÉ DES CAFÉS
## DE CONSOMMATION COURANTE

Communication faite à la Société française d'Hygiène,
dans la séance du 9 novembre 1888.

PAR

## MM. L. BRILLIÉ et E. DUPRÉ

INGÉNIEURS AGRONOMES
CHEFS DU LABORATOIRE D'ANALYSES

PARIS

AU BUREAU DE LA SOCIÉTÉ

30, RUE DU DRAGON, 30

1889

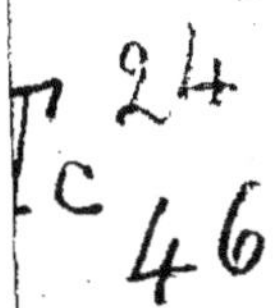

# ÉTUDE SUR LES CAFÉS

## AMÉLIORATION DE LA QUALITÉ DES CAFÉS DE CONSOMMATION COURANTE (1)

I

### Historique de la question.

Dans la séance mensuelle de la Société française d'Hygiène du mois d'octobre, M. le Secrétaire général a donné lecture d'une lettre de M. Le Turcq des Rosiers, ingénieur constructeur à Moulainville (Meuse), demandant à présenter un *torréfacteur-distillateur de café*, imaginé par notre collègue de Reims, M. Saint-Aubin, pharm. chimiste, et perfectionné par lui.

Dans la pensée de l'inventeur, cet appareil réalisait un double avantage :

— Éviter la déperdition de l'arôme du café;

— Diminuer la perte notable de poids, résultant de la torréfaction, par l'incorporation dans les grains de café de la *sève* obtenue par la condensation des vapeurs aromatiques.

Parmi les pièces à l'appui, produites par M. Le Turcq des Rosiers, se trouvaient les extraits des procès-verbaux d'expériences faites, par ordre de M. le Ministre de la

---

(1) Communication faite à la Société française d'Hygiène, dans la séance du 9 novembre 1888, par MM. L. Brillié et E. Dupré, chefs du Laboratoire d'analyses.

Guerre, aux ateliers de subsistances de Vincennes, par une Commission sous la présidence de M. le Sous-Intendant François, sous-directeur au Ministère.

Ces expériences avaient porté sur des cafés torréfiés par les appareils Saint-Aubin, et sur des cafés torréfiés par les brûloirs en usage dans l'armée.

La Commission après plusieurs mois d'étude (mars à octobre) avait reconnu :

1° Que le déchet fixé pour le café de la troupe à 17 0/0, se réduisait par le nouveau système, à 5 0/0; bénéfice 12 0/0;

2° Qu'après six mois d'emmagasinage, dans les mêmes conditions et dans des sacs scellés, ce café restait intact, et dans un état de parfaite conservation comme s'il avait été torréfié la veille, tandis que le café ordinaire subissait un commencement d'altération;

3° Qu'à la dégustation, l'infusion fournie par le café Saint-Aubin avait une supériorité marquée sur l'autre.

A la suite de conclusions aussi favorables, le Ministre de la Guerre avait donné à M. Le Turcq des Rosiers un premier ordre de fournitures, mais au moment de la livraison est intervenu un avis du Comité consultatif d'hygiène publique de France, transmis par M. le Ministre du Commerce et de l'Industrie, et déclarant les nouveaux procédés de torréfaction « nuisibles à la santé publique ».

M. Le Turcq des Rosiers n'avait pu obtenir copie du rapport présenté au Comité consultatif par M. le D\u1d3f Dubrisay. Dans les bureaux du ministère du Commerce on s'était borné à lui dire que les expériences physiologiques faites sur des cobayes dans le Laboratoire de M. Laborde, avaient démontré la toxicité de certains éléments de distillation des grains de cafés torréfiés par les nouveaux appareils.

Dans ces conditions, M. le Secrétaire général nous avait mis en rapport avec M. Le Turcq, et, d'un commun accord, avait été rédigé un programme précis d'analyses et d'expériences à faire dans le laboratoire de la Société française d'Hygiène.

Pendant cet intervalle de temps, l'appareil primitif avait subi d'importantes modifications.

Le tube en col de cygne qui, pendant la torréfaction, recevait les vapeurs aromatiques de café pour les conduire au réfrigérant, avait été éloigné du contact direct avec le feu, et porté en dehors et sur le côté du fourneau. Cette disposition permettait de négliger les vapeurs de tête, et celles de queue, plus acides, parce qu'elles contenaient une faible quantité d'acide pyroligneux.

En outre, l'addition d'un diaphragme *purgeur* interposé entre le torréfacteur et le condensateur, et la transformation du cylindre, où s'opérait le mélange des grains de café torréfié, avec la *sève* emmagasinée dans le condensateur (1), permettaient de s'opposer au retour dans le torréfacteur des premières vapeurs souvent chargées de pellicules et donnant naissance à une espèce de cambouis qui se cuisait, se distillait à nouveau, laissant au café un goût désagréable.

(Rappelons ici que c'est sur une *sève*, de cette origine, qu'avaient porté les expériences physiologiques de MM. Dubrisay et Laborde. Cette sève pouvait avoir effectivement un certain degré d'acidité due à des produits pyrogénés, bases pyridiques telles que la Pyrocatéchine, et contenir de même des traces de Méthylamine.)

## II

### Considérations générales.

Personne de vous n'ignore que le Café prend, de jour en jour, une plus grande place dans notre vie sociale.

----

(1) Le cylindre en tôle plein et hermétiquement fermé était remplacé par un cylindre en tôle perforée qui laissait ainsi le passage libre aux dernières vapeurs.

C'est en effet une boisson qui, en outre de propriétés stimulantes peu communes, possède celle de rehausser l'insuffisante alimentation du pauvre et du travailleur.

« L'un des effets les plus remarquables du café, écrit Payen, est de maintenir les forces pendant le travail, ou pendant les voyages, et de permettre la réduction passagère de la quantité des aliments ingérés (1). »

Le café vert, tel qu'il est récolté sur le caféier, donne une infusion presque sans odeur, d'une couleur verte légèrement jaunâtre, mais par la torréfaction le café acquiert toutes ses propriétés essentielles ; son arôme se développe, il devient plus amer, sa saveur se prononce davantage, la cellulose, la dextrine et leurs congénères se transforment en caramel et l'infusion prend alors une couleur brune.

Boutron et Frémy nous ont appris que le produit aromatique qui donne à l'infusion de café une si grande vogue, et le fait rechercher comme boisson, ne se développe que par la torréfaction (2).

Cette opération, dans laquelle le café perd 15 à 20 0/0 de son poids, est fondée d'après Pelouze et Frémy sur « la facilité avec laquelle se décompose la partie de cette graine qui est soluble dans l'eau, et sur sa transformation en principes amers et caféine sous l'influence de la chaleur ».

Les propriétés actives du café sont dues, en partie au moins, à un alcaloïde végétal : la caféine (après l'urée c'est le principe d'origine organique le plus azoté ; il en contient plus de 30 0/0 de son poids). Nous disons en partie, car

---

(1) Pour Payen, l'infusion de café préparée avec 100 grammes par litre d'eau, contient en moyenne 20 grammes de substances alimentaires ; cette infusion représente, à volume égal, trois fois plus de substance solide que le liquide obtenu par l'infusion de vingt grammes de thé dans un litre d'eau bouillante, et plus du double de matière organique azotée. « On comprend donc, ajoute-t-il, que le café à l'eau, dit café noir, d'un usage si général en Italie et en Égypte, ait une action nutritive utile, surtout avec le concours des propriétés éminemment stimulantes de cette agréable boisson. »

(2) « Les grains de café épuisés au moyen de l'eau, écrivent-ils, ne fournissent pas de principe aromatique par la torréfaction »

d'après les expériences de Aubert et Hasse, la caféine ne serait pas le principe actif du café (1).

Quoi qu'il en soit, il est certain que par une torréfaction sagement conduite, on change pour ainsi dire les parties constituantes de la graine du caféier. Le café torréfié contient des principes tout différents de ceux contenus dans le café vert, et ces principes se trouvent formés par la décomposition, à haute température, de la caféine et de la cellulose.

En première ligne, vient la caféone qui donne l'arome carastéristique, puis des produits pyrogénés comme la pyrocatéchine et la méthylamine. La pyrocatéchine reste en entier dans le grain du café, car elle ne bout qu'à 240-245 degrés, et jamais le brûloir ne doit dépasser 210 à 220 degrés. Quant à la méthylamine elle est en grande partie volatilisée (2).

Voilà donc des substances toxiques qui restent dans la graine du café, et qui, d'après leurs propriétés, étant solubles dans l'eau bouillante, vont se retrouver nécessairement dans l'infusion de café; seulement, ces prin-

---

(1) « On dit assez généralement, écrit le D<sup>r</sup> Cauvet dans les *Nouveaux éléments de matière médicale*, que la caféine est le principe actif du café. Les expériences d'Aubert et Hasse montrent toutefois que la caféine n'est pas le principe actif du café. En effet, une infusion de café torréfié, contenant une proportion déterminée de caféine, agit plus violemment que la même quantité de caféine administrée pûre.

» Une infusion de café contenant 0.4 de caféine, est aussi active que 1.5 de caféine pure; une infusion de café à 0.4 injectée dans la veine jugulaire des lapins, détermine beaucoup d'agitation, avec tremblements et convulsions, et enfin la mort, tandis que l'injection de 0.5 de caféine n'amène presque pas d'accidents.

» Si l'on injecte le résidu de l'infusion de café privée de caféine, il se produit des convulsions, un arrêt rapide du cœur, de la dyspnée et l'animal succombe promptement. Le café contient donc un principe actif différent de la caféine, et beaucoup plus toxique que cette dernière. Ce principe nous est inconnu. »

(2) D'après Personne : « La caféine, sous l'action de la chaleur, et en présence des acides susceptibles de lui fournir de l'hydrogène, forme de la méthylamine dont une partie se volatilise, tandis que l'autre reste dans le grain. »

cipes actifs y sont en quantité assez faible pour ne provoquer aucun trouble dans l'organisme, et même pour favoriser au contraire la digestion,

Tous ces éléments provenant, comme nous venons de le voir plus haut, de la décomposition de la caféine et du ligneux de la graine sont volatils, il est vrai, mais il n'en est pas moins certain que partie de ces produits reste, en proportion variable, dans la graine.

Quant aux vapeurs qui s'échappent au moment de la torréfaction (et qui sont d'ordinaire perdues dans l'atmosphère ambiante, comme on le constate en passant auprès d'un brûloir en marche), elles contiennent de la caféine, de la caféone, des traces de méthylamine, et des produits pyrogénés, le tout en quantité plus faible que celle qui reste réellement dans la graine.

Nos expériences personnelles sur le liquide provenant de la condensation de ces vapeurs, nous ont prouvé que les éléments volatilisés le sont dans des proportions variant de 12 à 22 0/0 des éléments contenus dans le café torréfié.

## III

### But poursuivi par les auteurs.

Dans la généralité des cas, les principes volatils qui se dégagent sous l'action de la chaleur sont perceptibles à nos sens par leur odeur fine et agréable, par leur saveur particulière ; aussi lorsqu'on passe à proximité d'un brûloir, sent-on le meilleur de l'arôme du café se répandre dans l'atmosphère et s'y perdre. C'est pour les recueillir, et les utiliser, que MM. Saint-Aubin et Le Turcq des Rosiers ont imaginé un appareil aussi simple que pratique qui leur permet :

1° De conduire les vapeurs aromatiques dans un réfrigérant, de les y condenser, de les liquéfier ;

2° De les réassimiler aux grains de café qui, après la torréfaction, viennent tomber dans un récipient *ad hoc*.

Vous comprenez de suite, Messieurs, que de pareilles opérations ont pour résultat immédiat et certain :

1° D'ajouter aux grains de café torréfiés une partie des principes volatils développés par la chaleur, en augmentant ainsi ses qualités d'arome et de saveur;

2° D'augmenter, de même, par cette addition de *sève*, le poids du café, autrement dit, de diminuer le déchet qui est la règle dans les brûloirs ordinaires.

Vous avez là l'explication des résultats obtenus par la Commission nommée par M. le Ministre de la Guerre, quand elle déclarait que par le torréfacteur Saint-Aubin et Le Turcq des Rosiers, le café gagnait en arome, en goût et en poids.

## IV

### Description des appareils.

Avant de vous faire connaître les résultats de nos analyses chimiques sur les divers produits que nous venons d'énumérer, il nous paraît opportun de décrire sommairement, et l'appareil primitif de M. Saint-Aubin, et celui qui a été perfectionné par M. Le Turcq des Rosiers.

*1er modèle*. — Le torréfacteur de café (Saint-Aubin) était composé d'un fourneau rectangulaire, supportant une broche avec sa coupole, un condensateur surmonté d'un réservoir captant l'arome, et d'un foyer roulant sur galets; ses dimensions moyennes étaient : *longueur* 1$^m$,10; *largeur* 0$^m$,64; *hauteur* 0$^m$,70.

Par suite des dispositions de l'appareil, le café ne pouvait jamais être *brûlé*, et l'opérateur, sans ouvrir la boule, voyait constamment l'avancement de la torréfaction au moment précis.

*2e modèle*. — Pour répondre à diverses critiques

**M.** Le Turcq a fait subir à l'appareil les importantes modifications que nous avons déjà signalées au cours de notre communication. Actuellement, l'appareil est composé d'un fourneau  portant une sphère surmontée de sa coupole mobile, et contenant un foyer roulant sur une plate-forme de tôle; en dessous de cette plaque se trouve un cylindre en tôle perforée, superposé au bac pour recevoir le café préparé.

Au fourneau est annexé un coffre renfermant la  boîte à fumée, un espace vide pour y refouler le foyer, le prolongement du cylindre et du bac, le tout  servant d'entablement au condensateur et aux appareils moteurs.

L'axe de la sphère se termine à droite, par une sonde ménagée dans le tourillon, terminée par la manivelle; et à gauche, par un tuyau conducteur des vapeurs, et se soudant en haut avec le condensateur.

Au-dessous du condensateur un vase quelconque pour recueillir les produits condensés. Sur le côté un entonnoir communiquant au cylindre perforé, et constituant avec lui l'injecteur.

Un tuyau de cheminée; enfin un diaphragme barrant le passage aux pellicules qui, entraînées par les vapeurs, iraient obstruer le condensateur.

Vous saisissez de suite la raison d'être de ces modifications. Dans l'appareil Saint-Aubin le tuyau conduisant les vapeurs de café était simplement courbé en col de cygne, et dépourvu de tout purgeur; de plus, il était en contact direct avec le feu, en sorte que les premières vapeurs qui se condensent, en réchauffant le tube, ne pénétraient plus dans le condensateur, mais descendaient dans la boule pour y former l'espèce de cambouis que nous avons signalé plus haut.

Le tube actuel, tenu en dehors du feu, muni d'un réservoir et d'un robinet purgeur, s'oppose à tout retour du liquide dans la sphère, et prévient la surchauffe.

Enfin, en perforant le cylindre de tôle, où s'opère le mélange de la sève avec les grains de café encore à 90°, on prévient la deuxième distillation qui pouvait s'effectuer alors que le cylindre était hermétiquement fermé (1).

## V

### Les analyses chimiques.

Ne voulant pas abuser de votre bienveillante attention, nous déposons, sur le Bureau, les détails circonstanciés de nos analyses, nous bornant à résumer les chiffres qui en résultent dans un tableau synoptique (voir p. 12).

## VI

### Appréciations.

Ayant eu en notre possession de forts échantillons de café ordinaire, et de café *injecté*, nous avons procédé à des examens comparatifs. Afin d'agir sans parti pris, nous avons divisé ces divers échantillons en petits paquets que nous avons numérotés et remis à différentes personnes, avec prière de nous donner leur appréciation.

Les échantillons numérotés *deux*, c'est-à-dire le café injecté (Procédé Le Turcq des Rosiers), ont été toujours reconnus de beaucoup supérieurs.

L'analyse chimique nous a donné le pourquoi de cette supériorité.

## VII

### Conclusions.

Voulant traduire en langage ordinaire les constatations, faits, et chiffres exposés jusqu'ici, nous formulerons nos conclusions en ces termes :

---

(1) Nous apprenons que M. Le Turcq des Rosiers vient de modifier profondément son système de condensateur, et que, par un moyen nouveau, il ne recueille que la caféine et la caféone abandonnant à l'air les produits non utilisables (août 1889).

| Nᵒˢ D'ORDRE | DÉSIGNATIONS | HUMIDITÉ 0/0 | EXTRAIT 0/0 | CENDRES 0/0 | CAFÉINE 0/0 | CAFÉONE matière soluble dans l'éther. 0/0 | MÉTHYLAMINE | OBSERVATIONS |
|---|---|---|---|---|---|---|---|---|
| 1 | Café vert . . . . . . . . . . | 11.600 | » | 4.050 | 1.052 | » | » | Le même café a servi pour obtenir les différentes sortes de café torréfié. |
| 2 | Liquide de condensation de tête. | » | 1.725 | 0.148 | 0.342 | 2.120 | Traces | |
| 3 | Liquide recueilli (sève). . . . . | » | 1.705 | 0.164 | 1.480 | 16.800 | Traces | |
| 4 | Le même bouilli. . . . . . . . | » | 1.685 | 0.161 | 1.420 | 16.700 | Néant | Les liquides de tête et de queue ne sont pas recueillis dans la pratique. |
| 5 | Liquide de queue. . . . . . . | » | 1.852 | 0.182 | 1.228 | 17.200 | Traces | |
| 6 | Café torréfié par procédé ordinaire. . . . . . . . . . . | 1.212 | » | 4.420 | 0.753 | 10.520 | » | Nous désignons par caféone les huiles aromatiques extraites par l'éther. |
| 7 | Café torréfié et injecté. — Procédé Le Turcq . . . . . . . . | 5.860 | » | 4.300 | 0.852 | 12.547 | » | |

Soit un gain pour le café Le Turcq des Rosiers :

    Caféine . . . . . . . . . . . .    12.96 0/0 de la caféine totale,
    Caféone . . . . . . . . . . . .    19.26 0/0 de la caféone totale.

1º La perte que produit la torréfaction est assez sensible, pour que l'on cherche à rendre au café tous les produits utiles.

2º Les traces de produits nuisibles (méthylamine) que l'on trouve dans le liquide de condensation, ne sont pas à considérer, puisqu'une forte ébullition les chasse du liquide sans endommager celui-ci.

3º Cette ébullition est le point essentiel de la réussite ; comme l'analyse nous le montre, elle détruit les traces de méthylamine.

4º De cette même analyse, nous pouvons déduire qu'il n'est pas nécessaire de perdre les premières et les dernières vapeurs qui contiennent des quantités assez fortes de caféine et de caféone, puisque l'ébullition détruit la méthylamine.

5º Réassimiler au café toutes les vapeurs ne pourrait que lui rendre tous ses principes actifs, et par suite augmenter sa qualité dans de notables proportions.

6º Les infusions de café obtenues avec le café injecté ont toujours été reconnues supérieures à celles que donne le café ordinaire.

7º Nous pouvons donc affirmer que **MM.** Saint-Aubin et Le Turcq des Rosiers ont opéré un réel perfectionnement dans la fabrication du café — car c'est là une véritable fabrication — et cette denrée méritant bien d'être améliorée, nous sommes heureux de leur adresser ici, avec nos félicitations, nos sincères encouragements.

L. Brillié et E. Dupré.

*P.-S.* — La Société d'Hygiène, par un vote unanime, a demandé l'insertion intégrale de ce travail dans le Bulletin de la Société in *Journal d'Hygiène.*

# ANNEXE

## Détail des Analyses faites au Laboratoire de la Société française d'Hygiène [1].

### *I. — Analyse du café vert.*

Café de qualité moyenne composé d'un mélange de trois cafés.

(Toutes les analyses qui suivent donnent les résultats moyens de plusieurs opérations. L'analyse des principes importants a seule été faite pour tous.)

Le café vert contient :

| | |
|---|---|
| Humidité. . . . . . . . . . . . . . | 11.600 0/0 |
| Cendres . . . . . . . . . . . . . | 4.050 0/0 |
| Caféine . . . . . . . . . . . . . | 1.032 0/0 |

Ne contient ni caféone, ni méthylamine.

### *II. — Analyse du liquide de condensation des vapeurs de tête de la distillation.*

Ce liquide est de couleur blanche, légèrement jaunâtre, limpide.

Sa réaction est acide. Acidité due à l'acide chlorogénique et à l'acide caféique. Son goût est acidulé et âcre.

Nous y avons constaté la présence de faibles traces d'ammoniaques composées.

Ce liquide contient :

| | |
|---|---|
| Résidu au bain marie . . . . . . . | 1.725 0/0 |
| Cendres . . . . . . . . . . . . | 0.148 0/0 |
| Caféine. . . . . . . . . . . . . | 0.342 0/0 |
| Caféone. . . . . . . . . . . . . | 2.120 0/0 |

---

(1) 11, rue Jacques-Cœur (Bastille).

Ce liquide est actuellement rejeté dans l'opération commerciale de la réintégration.

*III. — Analyse du liquide qui sera réassimilé après ébullition (non encore bouilli).*

Liquide blanc jaunâtre.
Limpide.
Réaction acide.
Goût agréable.
Traces d'ammoniaques composées.

| | |
|---|---|
| Extrait. . . . . . . . . . . . . | 1.705 0/0 |
| Cendres . . . . . . . . . . . . | 0.164 0/0 |
| Caféine. . . . . . ° . . . . . | 1.480 0/0 |
| Caféone . . . . . . . . . . . | 16.800 0/0 |

*IV. — Analyse du même liquide ayant subi une forte ébullition.*

Liquide limpide.
Jaunâtre.
Faiblement acide.
Goût agréable.
Ne contient plus *aucune trace* d'ammoniaques composées.

| | |
|---|---|
| Extrait. . . . . . . . . . . . | 1.685 0/0 |
| Cendres . . . . . . . . . . . | 0.161 0/0 |
| Caféine. . . . . . . . . . . | 1.420 0/0 |
| Caféone. . . . . . . . . . . | 16.700 0/0 |

*V. — Analyse du liquide de condensation des vapeurs de queue.*

Liquide limpide.
Jaunâtre.
Réaction acide.
Traces d'ammoniaques composées.

```
Extrait. . . . . . . . . . . . .     1.852 0/0
Cendres  . . . . . . . . . . .       0.182 0/0
Caféine. . . . . . . . . . . .       1.228 0/0
Caféone . . . . . . . . . . .       17.200 0/0
```

Liquide riche en caféone.

### VI. — *Analyse du café torréfié non injecté.*

Ce café a été retiré du brûloir avant injection, il représente donc le café obtenu par les méthodes ordinaires.
Il contient :

```
Humidité. . . . . . . . . . . .     1.212 0/0
Cendres  . . . . . . . . . . .      4.420 0/0
Insoluble . . . . . . . . . . .    62.400 0/0
Caféine. . . . . . . . . . . .      0.753 0/0
Caféone . . . . . . . . . . .      10.520 0/0
```

### VII. — *Analyse du café torréfié injecté au moyen de l'appareil Le Turcq des Rosiers.*

```
Humidité. . . . . . . . . . . .     5.860 0/0
Cendres. . . . . . . . . . . .      4.300 0/0
Insoluble . . . . . . . . . . .    60.600 0/0
Caféine. . . . . . . . . . . .      0.852 0/0
Caféone. . . . . . . . . . . .     12.547 0/0
```

Ce café a donc gagné :

```
Caféine. . . . . . . . . . . .      0.099 0/0
Caféone . . . . . . . . . . .       2.027 0/0
```

soit par kilogramme de café

```
Caféine. . . . . . . . . . . .      0.990
Caféone . . . . . . . . . . .      20.270
```

L. Brillié et E. Dupré.
*Chefs du laboratoire d'Analyses*

IMPRIMERIE CENTRALE DES CHEMINS DE FER. — IMPRIMERIE CHAIX
RUE BERGÈRE, 20, PARIS. — 17464-8-9.

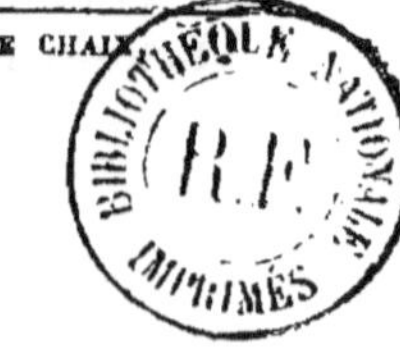

# PRINCIPALES PUBLICATIONS DE LA SOCIÉTÉ

## (1877-1889)

N° 1. D<sup>r</sup> DE PIETRA SANTA. *Société française d'hygiène*, sa raison d'être, son but, son avenir; broch. in-8°, 1877.

N° 5. ASSAINISSEMENT DE PARIS. Épuration et utilisation des Eaux d'égout de la ville (Presqu'île de Gennevilliers et forêt de Saint-Germain). Documents divers; broch. in-8°, 1880.

N° 9. ASSAINISSEMENT DE PARIS (Les Odeurs de Paris et les Systèmes des Vidanges); broch. in-8°, 1882.

N° 11. D<sup>r</sup> E. MONIN. La propreté de l'individu et de la maison; broch. in-8°, 1884. — 4<sup>e</sup> édition 1886.

N° 14. HYGIÈNE ET ÉDUCATION DE L'ENFANCE (de la naissance à 12 ans). Réunion des trois brochures publiées après les concours de 1879-1884-1886; vol. in-8°, Paris, 1886.

N° 16. D<sup>r</sup> BLAYAC. Une colonie scolaire (vacances de 1887; broch. in-8° avec tableaux, 1887).

N° 18. D<sup>r</sup> DE PIETRA SANTA et A. JOLTRAIN. Les stations d'eaux minérales du centre de la France. La caravane hydrologique de septembre 1887. Vol. in-8°, illustré de 6 gravures. Paris 1888.

N° 19. D<sup>r</sup> DE PIETRA SANTA et A. JOLTRAIN. Les stations d'eaux minérales et les stations sanitaires de la Suisse et des Vosges. La caravane hydrologique d'août 1888. Vol. in-8°, illustré de 12 gravures. Paris 1889.

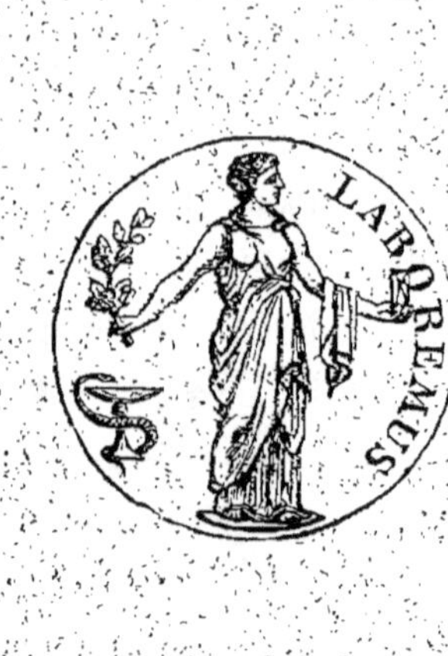



IMPRIMERIE CENTRALE DES CHEMINS DE FER. — IMPRIMERIE CHAIX. — RUE BERGÈRE, 20, PARIS — 17466-8-9.